RECHERCHES

DE

MATIÈRE MÉDICALE

Par T. GOBLEY

Membre de l'Académie impériale de médecine

RAPPORT

SUR

LES SUBSTANCES OFFERTES A LA SOCIÉTÉ DE PHARMACIE

Par M. Williams PROCTER,

de Philadelphie.

PARIS

IMPRIMERIE DE CUSSET ET Cie,

RUE RACINE, 26.

—

1869

RECHERCHES

DE

MATIÈRE MÉDICALE

Messieurs, vous avez chargé une Commission composée de MM. Mayet et Gobley, rapporteur, d'examiner les nombreux échantillons de matière médicale qui vous ont été offerts par M. Williams Procter, professeur de pharmacie à Philadelphie, et délégué des États-Unis au congrès international du mois d'août 1867. Toutes ces substances appartiennent à la matière médicale des États-Unis, et se composent de plantes, de fruits, de semences, et surtout de racines. Plusieurs sont connues en France ; quelques-unes sont inusitées chez nous bien qu'elles paraissent cependant rendre, en Amérique, de grands services aux médecins qui les emploient. Nous avons mis tous nos soins à les déterminer, mais, nous devons l'avouer, il nous a manqué les conseils de notre savant maître, M. Guibourt. Avec son concours qu'il était toujours prêt à donner, la mission que vous nous avez confiée aurait été certainement mieux remplie. Ce ne sera pas, du reste, la seule fois que nous aurons à regretter la perte de ce si éminent collègue.

Les substances qui nous ont été remises par M. Williams Procter sont les suivantes :

Lobélie enflée, Lobelia inflata L. (*Lobéliacée*). Cette plante est très-commune aux États-Unis. Elle croît sur le bord des chemins et dans les champs incultes ; ses fleurs bleues s'épanouissent depuis la fin de juillet jusqu'aux approches de l'hiver. On la récolte généralement au mois d'août ou de septembre parce que ses fruits sont alors plus nombreux, et qu'au dire du Dr Elberle, les semences et la racine sont les parties les plus actives de la plante. Lorsqu'elle est fraîche, elle renferme un suc laiteux, d'une saveur âcre et brûlante.

La lobélie enflée est connue vulgairement sous le nom de *tabac indien*. Les premiers habitants du pays en faisaient un fréquent usage. Son emploi régulier dans la matière médicale est attribué au Dr Cutter, de Massachuset.

Cette plante est récoltée, tiges, fleurs et feuilles mêlées, et mise le plus souvent, sous la forme de pains carrés fortement comprimés. C'est dans cet état qu'on la trouve le plus ordinairement dans le commerce. Elle est alors d'un vert jaunâtre, d'une odeur un peu nauséeuse et irritante, et d'un goût âcre et brûlant. Sa poudre est verte.

La lobélie est employée aux États-Unis avec un grand succès pour combattre l'asthme. A petite dose, elle facilite l'expectoration sans occasionner de toux ; à dose élevée, elle constitue un puissant émétique, et même un poison. Elle détermine la salivation et le mal de cœur à la manière du tabac dont elle partage en grande partie les propriétés toxiques ; elle a aussi donné lieu à beaucoup d'empoisonnements caractérisés par les mêmes symptômes.

Depuis quelques années, la lobélie est également employée contre l'asthme, en Angleterre et en France. Elle cède à l'eau et à l'alcool ses propriétés actives ; c'est surtout sous la forme de poudre et de teinture qu'elle est administrée. L'eau distillée de la plante est très-âcre.

M. Williams Procter nous a remis, en même temps que la plante, les semences de la lobélie enflée, lesquelles ne se trouvent pas dans le commerce. Elles sont très-petites, de couleur rougeâtre, sans odeur et d'une saveur très-piquante. Elles sont employées aux mêmes usages que les feuilles, et sont, dit-on, plus actives.

Gaulthérie couchée, Gaultheria procumbens L. (*Éricacée*). Cette plante, comme la lobélie enflée, est originaire de l'Amérique du Nord où elle est communément désignée sous le nom de *Thé du Canada*, de *Thé de Montagne*, de *Winter-Green*. Elle croît abondamment du Canada à la Virginie, sur les montagnes boisées et sablonneuses.

Cette plante, surtout lorsqu'elle est sèche, offre une odeur très-agréable. Les feuilles seules sont employées ; on s'en sert en infusion théiforme comme stimulantes et astringentes. Par la distillation, on en retire une huile volatile qui est connue en parfumerie sous le nom *d'essence de Gaultheria procumbens* ou *d'essence de Winter-Green*. Cette huile, qui a été étudiée avec beaucoup de soin par M. Cahours est remarquable surtout en ce que sa composition est exactement celle du salicylate de méthyle que l'on obtient en distillant deux parties d'esprit de bois avec deux parties d'acide salicylique et une partie d'acide sulfurique.

L'essence de Winter-Green est employée aux États-Unis comme antispasmodique et diurétique, et pour aromatiser quelques sirops.

Fruits de l'Ansérine vermifuge, Chenopodium anthelminticum L. (*Chénopodiacée*).

La plante communément appelée en Amérique, *graine aux vers*, *chêne de Jérusalem*, se rencontre dans tous les États-Unis. Elle est cependant plus abondante et plus vigoureuse dans les districts du midi.

Les fruits seuls sont employés en médecine ; on les récolte en automne. Ces fruits sont désignés communément sous le nom impropre de semences à cause de leur petitesse. Ils ont la grosseur d'une tête d'épingle, sont irrégulièrement sphériques, luisants, jaunes-verdâtres ou rougeâtres, et présentent une saveur amère, aromatique et piquante ; ils sont employés comme anthelmintiques de préférence aux feuilles de la plante. On en retire par la distillation une huile volatile qui possède également des propriétés vermifuges à la dose de 5 à 10 gouttes que l'on prend sur du sucre. On prépare aussi un électuaire avec les fruits réduits en poudre.

Écorce de la racine et ***Moelle de Sassafras***, Sassafras officinale de Nees. (*Lauracée.*) Le sassafras est originaire de l'Amérique méridionale; on le rencontre aussi dans presque tous les États de l'Amérique du Nord. Nous employons en France le bois de la racine, mais aux États-Unis, on se sert surtout de l'écorce de la racine; c'est cette écorce que nous a remise M. W. Procter. Elle est légère, épaisse, cassante, rugueuse, d'une couleur de rouille, cependant plus rouge à l'intérieur qu'à l'extérieur. Son odeur est très-forte, sa saveur piquante et aromatique. Elle fournit à la distillation une grande quantité d'une huile volatile plus pesante que l'eau et qui, incolore lorsqu'elle vient d'être préparée, prend avec le temps une teinte jaunâtre. Les médecins américains préfèrent, avec juste raison, cette écorce au bois de la racine; et il n'y a pas de doute qu'elle ne soit beaucoup plus active. L'écorce de la racine de sassafras est employée contre les affections de la peau, les rhumatismes et les maladies syphilitiques invétérées.

Indépendamment de cette écorce, M. W. Procter nous a envoyé la moelle des jeunes pousses de sassafras, qui est également employée dans la médecine des États-Unis. Cette moelle est récoltée en septembre ou avant le 15 du mois d'octobre. Elle se présente sous la forme de fragments cylindriques de 2 à 6 millimètres de diamètre et longs de 5 à 6 centimètres. Elle est blanche, spongieuse, très-légère, d'une saveur mucilagineuse, et possède une faible odeur de sassafras. Traitée par l'eau, elle lui abandonne un mucilage limpide, moins visqueux que celui de la gomme arabique. C'est surtout comme collyre mucilagineux ou comme excipient de collyre composé que ce mucilage est employé. On s'en sert aussi comme topique adoucissant contre les hémorhoïdes, la gerçure aux seins, et, comme boisson dans les affections néphrétiques, dans les affections catarrhales et dans la dyssenterie. Il se prépare en général en mettant **3** grammes de moelle de sassafras pour 500 grammes d'eau.

Bourgeons de peuplier du Canada, Populus balsamifera L. (*Salicacée*). Le végétal qui les produit est un arbre de l'Amérique septentrionale et de la Sibérie. Il est connu sous le nom de *peuplier Baumier* ou de *peuplier de la Caroline*.

Ces bourgeons de peuplier diffèrent tout à fait de ceux que nous employons. Ils sont plus volumineux, d'un rouge plus foncé, très-résineux, et d'une odeur plus forte et plus aromatique qui n'est pas désagréable. Lorsqu'ils sont sur l'arbre, ils laissent écouler une grande quantité de résine liquide et très-odorante, et, quand ils sont secs, ils en retiennent encore beaucoup, car ils adhèrent fortement entre eux. Ces bourgeons sont employés comme diurétiques et antiscorbutiques.

Linné avait cru à tort que le peuplier qui donne ces bourgeons fournissait une des résines tacamaque ou tacamahaca.

Écorce de sapin du Canada, Abies canadensis L. (*Conifère*). M. W. Procter nous a remis un bel échantillon de cette écorce. L'arbre qui la produit atteint de 20 à 27 mètres de hauteur. Il croît dans l'Amérique septentrionale, et surtout au Canada.

L'écorce est en fragments assez volumineux ; elle est épaisse de 2 centimètres au moins, grise et rugueuse à l'extérieur, rougeâtre et lisse à l'intérieur ; son odeur est faible et sa saveur légèrement astringente. Cette écorce est employée comme astringente à la manière de celle du chêne. On s'en sert beaucoup aux États-Unis pour le tannage des cuirs.

On prépare avec cette écorce un extrait aqueux qui nous a été également remis par M. W. Procter. Préparé dans le vide, cet extrait ressemble assez à la gomme kino ; il est en fragments noirs, brillants, n'ayant qu'une faible odeur, mais une saveur très-astringente. Il est employé en Amérique comme astringent, et, dans l'industrie, on s'en sert pour le tannage des cuirs.

La térébenthine ou baume du Canada n'est pas fournie par l'*Abies canadensis*, mais bien par l'*Abies balsamea* de Mill.

Fruits du Sumac glabre, Rhus glabrum L. (*Anacardiacée*). L'arbrisseau qui les fournit est originaire de l'Amérique septentrionale, et se rencontre dans toutes les contrées des Etats-Unis. Comme le sumac de Virginie, il est cultivé depuis longtemps en Europe pour l'ornement des jardins.

Ces fruits sont de petites baies d'un beau rouge, arrondies, pressées les unes contre les autres, pubescentes, d'une saveur acidule et astringente très-marquée. Le peuple les mange en grande quantité sans danger. L'acidité de ces fruits est due à l'acide malique, et ce corps ne se trouve que dans la partie pubescente qui entoure la baie. En effet, ils perdent leur saveur acide quand on les lave avec de l'eau.

On prépare avec ces fruits des boissons rafraîchissantes que l'on prescrit dans les fièvres, et des gargarismes pour combattre les affections de la gorge.

Le rhus glabrum se rencontre dans toutes les parties des Etats-Unis. L'écorce et la feuille sont astringentes et utilisées dans la teinture et la tannerie. Les feuilles produisent une grande quantité de galles, riches en acides tannique et gallique, et qu'on cherche à substituer aux galles d'importation. D'après M. le docteur Fahnestook, l'infusion de l'écorce employée en gargarisme, réussit très-bien contre la salivation mercurielle.

Racine de Serpentaire de Virginie, Aristolochia serpentaria L. (*Aristolochiée*). La racine de serpentaire que nous employons en France est formée d'une petite souche garnie de radicules très-fines, courtes, chevelues, repliées sur elles-mêmes et formant un petit paquet emmêlé, d'une odeur très-aromatique et fortement camphrée.

La racine qui nous a été remise par M. W. Procter diffère de la précédente par ses radicules plus grosses, plus droites, moins nombreuses, moins pourvues de chevelu; elle est aussi moins aromatique et surtout d'une odeur moins camphrée. Elle renferme une résine odorante et d'une saveur piquante et amère. Cette racine qui est évidemment une variété de la nôtre, arrive à Philadelphie par balles de 50 kilogrammes dans lesquelles on trouve des feuilles et des tiges de la plante; la récolte s'en fait donc avec peu de soin.

Aux États-Unis, on emploie la racine de serpentaire comme stimulante, tonique, diaphorétique, et, dans certains cas, comme antispasmodique et anodine. Elle est utile pour relever les forces et combattre la débilité qui survient après les fièvres intenses. M. le docteur Chapman la considère comme extrêmement utile pour arrêter les vomissements, surtout chez les personnes d'un tempérament bilieux.

Racine d'Asaret du Canada, Asarum canadense L. (*Aristolochiée*). La première racine d'asaret du Canada connue en France, avait été envoyée par M. Durand, pharmacien à Philadelphie. Cette racine se rapproche beaucoup de celle que nous employons dans la médecine française, et qui est fournie par l'*Asarum europeum* L. ou asaret d'Europe. Elle est connue dans le pays où on la récolte sous le nom de *gingembre sauvage*.

L'asaret du Canada est commun dans les localités montueuses et boisées de l'Amérique Septentrionale. Les souches ont du reste la même apparence que celles de l'asaret d'Europe, mais leur odeur est plus aromatique et leur saveur plus poivrée. Il est employé aux États-Unis comme un stimulant chaud et diaphorétique. Il n'est pas émétique, comme cela a été affirmé.

Racine de l'Asclepias syriaca L. (*Asclépiadée*). L'*Asclepias syriaca* est originaire de l'Amérique du Nord; on le rencontre aussi dans quelques champs cultivés des environs de Paris, et on l'appelle *herbe à la ouate* à cause du duvet formé par l'aigrette de ses semences. Cette plante fournit un suc laiteux abondant et très-âcre qui a été analysé par John, et qui contient : résine 26,50 ; résine élastique ou caoutchouc 12,50 ; substance gélatineuse végétale 4 ; extractif 4 ; acide tartrique et albumine 53.

La racine est composée de fibres assez longues et menues qui sortent d'un corps ligneux irrégulier, ou de la tige souterraine. Elle est d'un blanc grisâtre à l'extérieur et blanche à l'intérieur. Il paraît que, lorsqu'elle est récente, elle possède une odeur forte, un goût amer et désagréable; mais telle que nous la possédons, elle n'a qu'une faible odeur et une saveur douce à peine suivie d'un sentiment d'âcreté.

Avec le duvet des graines de l'asclepias syriaca, on peut fabriquer des matelas et des étoffes analogues au molleton, à la flanelle et au velours. L'écorce de la tige donne une filasse qui a été proposée comme charpie.

L'écorce de la racine de l'asclepias syriaca a été employée en infusion par le Dʳ Richardson, à la dose de 4 grammes par jour, dans l'asthme et le catarrhe bronchique. Suivant le Dʳ Coxe, ce médicament atténue la dyspnée et la douleur ; sous son influence, l'expectoration devient plus facile, plus épaisse et plus abondante, et le sommeil revient.

Racine du *Veratrum viride* (*Colchicacée*).

Il s'est fait, dans ces derniers temps beaucoup de bruit autour de ce médicament; aussi allons-nous donner plus de développement à l'étude de cette subtance.

La racine du veratrum viride est très-vantée en Amérique comme apyrétique à cause de son action très-rapide sur la circulation et la température du corps. Elle est presque regardée dans ce pays comme un spécifique contre les maladies inflammatoires fébriles et en particulier contre la fièvre puerpérale. M. Kocher, médecin à Wurtzbourg, a signalé, en 1866, des résultats si remarquables de l'emploi de la teinture de cette racine dans le traitement de la pneumonie fibreuse, que M. Oulmont, médecin des hôpitaux de Paris, résolut de l'expérimenter. Plusieurs malades atteints de pneumonie aiguë franche ont été traités par la teinture du veratrum viride, et M. Oulmont a constaté qu'au bout de douze ou vingt-quatre heures après l'administration de ce médicament, la fièvre cessait brusquement; le pouls tombait de 40 à 50 pulsations, et la température baissait de 1 à 2 degrés et demi. M. Oulmont a aussi étudié l'action du veratrum album indigène pour la comparer à celle du veratrum viride d'Amérique, et il a constaté que l'action du veratrum album sur les diverses fonctions et sur les animaux est la même que celle du veratrum viride. Elle n'en diffère que par son action plus violente sur les voies digestives, et par sa foudroyante activité, car l'animal succombe en une ou deux heures à une dose moitié moindre que la dose de veratrum viride nécessaire pour amener la mort.

Enfin M. Oulmont a comparé l'action physiologique de la vératrine et celle du veratrum viride, et il est arrivé à conclure que la vératrine qui entre pour une notable proportion dans la composition du veratrum viride n'en est pas le principe actif. Cette conclusion s'est trouvée confirmée par une expérience faite sur un lapin avec du veratrum viride privé de vératrine, expérience qui a reproduit exactement les mêmes phénomènes que ceux du veratrum viride pur. Ces expériences mériteraient peut-être d'être répétées ?

La conclusion de toutes les observations de M. Oulmont est que le veratrum viride peut être considéré comme un poison du cœur, analogue à la digitale dont il diffère par son extrême rapidité d'action.

Quant à la racine de veratrum viride apportée par M. W. Procter, elle ne nous a pas paru différer d'une manière bien sensible de celle du veratrum album.

La racine (rhyzôme) du veratrum album, telle qu'on nous l'apporte de la Suisse, est sous la forme d'un cône tronqué de 27 millimètres environ de diamètre et de 5 à 8 centimètres de long. Elle est blanche à l'intérieur, noire et ridée à l'extérieur; elle est le plus souvent garnie de radicules qui sont nombreuses, longues de 8 à 10 centimètres, grosses comme une plume de corbeau, blanches à l'intérieur, jaunâtres à l'extérieur. Toute la racine est douée d'une saveur d'abord douceâtre et mêlée d'amertume, qui devient bientôt âcre et corrosive.

La racine du veratrum viride ne semble différer de la précédente qu'en ce que la racine est coupée, et que ses fragments sont garnis d'un grand nombre de radicules longues, de la grosseur de celles du veratrum album, blanches en dedans et jaunâtres en dehors. Les botanistes considèrent le veratrum viride comme ctant à peine une variété botanique du veratrum album.

Les médecins américains considèrent en général la racine du veratrum viride comme un émétique âcre et un stimulant énergique suivi d'effet calmant, et ils la regardent comme se rapprochant, sous tous les rapports, de celle du veratrum album ; cependant, d'après eux, elle contiendrait un alcaloïde différent de la vératrine.

Racine de Chanvre du Canada, Apocynum cannabinum L. (*Apocynacée*). Cette racine, vulgairement désignée sous le nom de *chanvre indien d'Amérique*, est fournie par une plante qui croît dans l'Amérique du Nord depuis la Caroline jusqu'à la baie d'Hudson. Elle est en morceaux longs de 10 à 12 centimètres, de la grosseur d'une plume à écrire à celle du petit doigt, et se compose d'un méditullium d'un blanc jaunâtre et d'une partie corticale assez épaisse. Le méditullium est moins amer que la partie corticale.

Cette racine est d'un gris rougeâtre à l'extérieur et sillonnée de stries longitudinales très-marquées. Son odeur est forte, nauséeuse, et sa saveur âcre et amère. A l'état frais, elle renferme un suc laiteux qui se concrète comme le caoutchouc.

La racine de chanvre du Canada est employée en décoction comme diurétique et diaphorétique. A haute dose, c'est un puissant émétique et cathartique. Elle est employée avec succès dans l'hydropisie.

Ecorce du Prunier de Virginie, Cerasus virginiana de Michaux (*Amygdalée*). Cette écorce constitue un des médicaments les plus importants de la médecine américaine ; sa vogue date de 1820. Elle est en morceaux irréguliers, minces et légers, cassants, longs de 10 à 12 centimètres environ et larges de 1 centimètre, privés de leur épiderme, d'une couleur rouge brun, d'une odeur faible et d'une saveur agréable, un peu amère, aromatique, analogue à celle des amandes amères. Elle provient indistinctement de toutes les parties de l'arbre ; l'écorce de la racine passe pour être plus active, et l'on préfère celle récoltée en automme. Cette racine communique à l'eau froide ou chaude une odeur de fleur de pêcher; on évite de se servir d'eau bouillante pour ne pas perdre la petite quantité d'acide cyanhydrique qui se produit et qui donne en même temps à la boisson une odeur et une saveur agréables en même temps qu'une partie de ses propriétés.

Elle passe pour être tonique, pour calmer les irritations, diminuer l'excitation nerveuse, et ralentir les battements du pouls. Elle est employée aussi comme fébrifuge. L'écorce fraîche exhale le parfum de la fleur de pêcher. M. W. Procter en a retiré par la distillation une huile volatile peu différente de celle des amandes amères, et qui contenait de l'acide cyanhydrique.

Cette écorce renferme de l'amygdaline.

Racine du Xanthorrhiza apiifolia de l'Héritier.

(*Renonculacée*). Cette racine, connue vulgairement sous le nom de racine jaune, est garnie de radicules très-longues, de la grosseur de 1 à 3 millimètres, d'une odeur faible et d'une saveur extrêmement amère. L'écorce est plus amère que le méditullium.

L'épiderme est jaune brunâtre, sillonné dans le sens de sa longueur, et plein d'aspérités; la seconde écorce est jaune clair. Ces deux écorces se séparent avec facilité du méditullium. Celui-ci est jaune vif, d'une cassure irrégulière, plus ou moins ligneux, et offre des rayons médullaires très-apparents.

Elle présente à l'extérieur une teinte d'un gris jaunâtre, mais lorsqu'on la brise, sa cassure est d'un jaune très-vif. Elle cède son principe colorant à l'eau.

Cette racine passe pour être très-tonique et très-efficace dans les affections de l'estomac. Quelques praticiens la considèrent comme supérieure à la racine de colombo et au quassia amara. Dans les arts, on s'en sert pour la teinture en jaune.

Elle renferme de la berbérine.

Racine de l'Hydratis canadensis L. (*Renonculacée*). L'hydratis canadensis, appelée vulgairement *sceau d'or*, est

comme la précédente, une plante des Etats-Unis. Sa racine ou plutôt sa souche a la grosseur d'une forte plume à écrire, et est garnie d'un grand nombre de radicules ayant le volume d'une grosse aiguille. Sa couleur est le brun jaunâtre, mais lorsqu'on la brise, les surfaces mises à nu sont compactes, d'apparence résineuse et d'un jaune très-brillant. Son odeur est nauséeuse, et sa saveur extrêmement amère. Cette racine est préconisée comme un tonique puissant agissant spécialement sur les muqueuses; on s'en sert à la place des amères ordinaires. Elle renferme une substance particulière, l'*hydrastine*, qui est purgative à la dose de quelques centigrammes. Elle contient aussi de la berbérine.

Les Indiens se servent de cette racine pour teindre en jaune; elle fournit en effet une couleur très-brillante qui pourrait être employée avec avantage dans la teinture.

Racine du Cimifuga racemosa de Bart. (*Renonculacée*). La plante qui la fournit est vivace et croît dans l'Amérique du Nord. Le nom de cimifuga lui vient de ce qu'elle a la propriété de chasser les insectes en raison de son odeur trèsforte. Sa racine ou souche se compose d'un tronçon principal très-court, muni de nombreuses et longues radicules, noires audehors, blanches en dedans, et cassantes. Sa saveur est astringente, douceâtre, amère, un peu âcre, nauséeuse et désagréable. Elle renferme du tannin, et est employée comme astringente en gargarisme dans les angines. On la prescrit contre la toux et la phthisie pulmonaire. On dit qu'elle ralentit le pouls, qu'elle est antispasmodique, et utile dans les affections nerveuses.

La racine du cimifuga racemosa ressemble, sous tous les rapports, aux ellébores, aux souches desquels on a souvent mêlé les siennes. On la désigne vulgairement sous le nom de *serpentaire noire* parce qu'on la croyait efficace contre la morsure des serpents.

Racine et feuilles de la Céanothe, Ceanothus

americanus L. (*Rhamnée*). La racine est en fragments longs de 4 à 5 centimètres et de 1 centimètre de diamètre ; la partie corticale est mince et de couleur grisâtre ; le méditullium présente une couleur légèrement rougeâtre. Son odeur est faible et sa saveur légèrement astringente. Cette racine est employée aux États-Unis, en décoction, à la dose de 8 grammes pour 500 grammes d'eau, dans les affections syphilitiques et scrofuleuses.

Les feuilles qui nous ont été remises en même temps que la racine, sont brisées ; elles sont employées, comme astringentes, sous le nom de *thé de la nouvelle Jersey*.

Ecorce du Cornus Florida, L. (*Cornée*). On emploie l'écorce du tronc, des branches et de la racine ; cette dernière est préférée.

L'écorce du cornus florida est en fragments irréguliers, minces, avec ou sans épiderme, cassants, longs de 10 centimètres et larges de 1 centimètre à 1 centimètre et demi, d'une couleur rougeâtre prononcée, plus foncée à l'intérieur qu'à l'extérieur, sans odeur bien sensible, mais d'une saveur astringente prononcée suivie d'amertume. La poudre est grise avec une teinte de rouge.

M. Wocker, qui l'a analysée, en a retiré de la gomme, de la résine, du tannin, de l'acide gallique et une substance particulière à laquelle il a donné le nom de *Cornine*.

Cette écorce est employée comme tonique, astringente, antiseptique et fébrifuge. Elle est considérée aux États-Unis comme se rapprochant du quinquina par ses effets généraux, et comme ne lui étant pas inférieure dans la guérison des fièvres intermittentes. Elle est connue dans les pharmacies Américaines sous le nom d'*écorce de cornouiller*.

Les Indiens retirent de l'écorce de la racine une belle couleur écarlate, et les jeunes branches privées de leur écorce et frottées par leur extrémité contre les dents, les rendent extrêmement blanches.

Racine du Gillenia trifoliata de Munch. (*Rosacée*).
Elle est produite par un arbrisseau de l'Amérique septentrionale.
Cette racine est composée de souches horizontales qui portent
des radicules ondulées se rapprochant un peu de celles de l'i-
pécacuanha. Ces radicules se composent d'un méditullium
blanc et d'une partie corticale de couleur grisâtre. Cette partie
corticale a une odeur faible et une saveur amère; elle est employée comme émétique à la dose de 1ᵉʳ,50, mais son action
n'est pas aussi sûre que celle de l'ipécacuanha.

La racine du gillenia trifoliata est surtout un remède employé par les Indiens.

Racine de l'Iris versicolor L. ou glaïeul bleu.
(*Iridacée*). Ce rhizôme est long et gros à peu près comme le
doigt, et garni à la partie inférieure de nombreuses et longues
radicules d'un gris jaunâtre et comme marquées d'anneaux à
leur surface. Il a une odeur nauséeuse et une saveur très-âcre.
C'est un purgatif drastique qui occasionne des nausées sem-
blables à celles que donne le mal de mer, avec prostration des
forces. A haute dose, il est employé comme purgatif drastique
et comme émétique; à petite dose, il est diurétique.

Cette racine est peu employée aujourd'hui dans la médecine
américaine.

Racine du Podophyllum peltatum L. (*Berbéridée*.) La plante croît abondamment aux Etats-Unis sur le
bord des ruisseaux; elle est vénéneuse.

La racine ou plutôt le rhizôme est très-allongé, simple, sans
racines, garni de tubérosités, possédant encore les traces des
tiges et quelquefois des fragments de ces dernières; sa grosseur est
celle de la moitié du petit doigt. Elle est très-dure, compacte,
d'un rouge-brun à l'extérieur, et d'une couleur rosée à l'intérieur; la partie corticale est très-épaisse. Son odeur est faible,
et sa saveur âcre.

La racine du podophyllum peltatum est employée depuis
longtemps par les médecins américains. L'extrait est très-usité

non-seulement comme purgatif, mais encore, à petite dose, pour ralentir la fréquence du pouls et diminuer la toux, dans l'hémoptysie, le catarrhe et dans les autres affections pulmonaires.

Ce médicament a été introduit récemment en Angleterre. C'est un purgatif d'un effet certain et très-actif qui remplace avantageusement le calomel dans le cas où l'on veut obtenir une purgation vive et rapide. On le donne, sous la forme de poudre, à la dose d'un gramme. On en retire une résine très-active à laquelle M. Hodgson, de Philadelphie, a donné le nom de *podophylline*, et qui est employée, comme purgative, à la dose de 0^{gr},10 à 0^{gr},15. La podophylline a été employée en France, surtout par les docteurs Trousseau et Blondeau, à la dose de 2 centigrammes, matin et soir, mais toujours associée à l'extrait et à la poudre de belladone.

Racine du Caulophyllum thalictroïdes de Michaux. (*Berbéridée*).

La plante est originaire de l'Amérique du Nord, et est connue vulgairement sous le nom de *Cohosh bleu*.

La racine ou plutôt le rhizôme est gros comme la moitié du petit doigt, et a une longueur de plusieurs centimètres. Il est très-ramifié, ce qui le fait ressembler à la racine de serpentaire. Son odeur est aromatique et agréable, et si, sous ce rapport, la racine du caulophyllum thalictroïdes se rapproche de la racine de serpentaire, elle en diffère par la saveur amère, âcre et légèrement aromatique des radicelles. A l'extérieur, cette racine est d'un brun jaunâtre, mais le méditullium qui est considérable présente, lorsqu'on le brise, une couleur jaune très-marquée et un aspect résineux. Des portions de tiges accompagnent toujours cette racine.

Elle est employée surtout pour faciliter l'accouchement; quelques praticiens la considèrent même comme supérieure au seigle ergoté. Elle exerce, dit-on, sur l'utérus, une action très-énergique. Quand on précipite sa teinture alcoolique concentrée par l'eau, on obtient une matière résineuse à laquelle on a donné le nom de *Caulophyllin*, lequel possède les propriétés du rhizôme.

Racine du Géranium maculatum L. (*Géraniacée*).
Cette racine connue vulgairement sous le nom de *racine de bec
de grue*, est plutôt un rhizôme dont les racines manquent. Le
plus ordinairement elle est en morceaux longs de 6 à 10 centimètres et larges de 1 centimètre. Elle est cylindrique, ridée,
contournée, irrégulière, couverte de dépressions annulaires
et de tubérosités, traces de tiges ou de feuilles; elle est très-
dure, d'une texture ferme et compacte, grise à l'extérieur et
rougeâtre à l'intérieur, sans odeur sensible, et d'une saveur astringente très-prononcée. Lorsqu'on la brise, elle paraît résineuse; une section transversale montre une masse centrale rose
pâle, très-large, entourée par une circonférence corticale rouge
foncée.

Cette racine renferme une grande quantité de tannin, aussi
constitue-t-elle un puissant astringent. Elle est très-usitée en
Amérique, et elle doit sa réputation à ce qu'elle n'a pas de goût
désagréable, de sorte qu'elle est parfaitement supportée par les
enfants et les personnes délicates. Elle est recommandée pour
donner des forces aux personnes affaiblies par des causes exci-
tantes. La teinture de géranium maculatum est très-usitée,
comme application locale, contre les ulcérations de la bouche et
de la gorge.

M. Tilden a retiré de cette racine des acides tannique et gallique, une matière colorante rouge, deux résines et une matière
cristalline particulière. On s'en sert sous la forme de poudre,
d'extrait et de teinture.

Écorce de la racine du Myrica cerifera L.
(*Myricacée*). Cette écorce est en morceaux longs de 6 à 8 centimètres, larges de 1 à 2 centimètres, épais, rugueux, d'un gris
noirâtre à l'extérieur et d'un gris rougeâtre à l'intérieur, sans
odeur sensible, mais d'une saveur âcre et astringente. La poudre
a une saveur piquante et âcre. A forte dose, elle produit des
vomissements accompagnés d'une sensation de brûlure. Son
emploi est ordinairement suivi de constipation.

Le fruit du myrica est recouvert par une matière cireuse

aromatique qui, purifiée, peut servir à la fabrication des bougies. Quelques pharmaciens ont proposé, à tort, cette cire pour remplacer la cire d'abeilles. On s'en sert surtout pour falsifier cette dernière, mais on sait qu'elle en diffère principalement par sa fusibilité qui a lieu à 43°, tandis que la cire des abeilles ne fond qu'à 63° ou 64°.

Le *myrica cerifera* est connu vulgairement sous le nom d'*arbre à suif*.

Racine du Baptisia tinctoria de R. Brown, ou *Sophora tinctoria* L. (*Légumineuse-papilionacée*). Cette racine est connue vulgairement sous le nom de racine d'indigo sauvage. La plante croît dans l'Amérique du Nord, et est commune dans les bois sablonneux des États-Unis. Elle est riche en une matière colorante bleue analogue à celle des indigotiers, mais beaucoup plus faible.

Cette racine telle que nous l'a remise M. W. Procter, se compose de morceaux de souche et de radicules striées longitudinalement. Elle est d'une couleur brun foncé à l'extérieur, jaune à l'intérieur, d'une odeur faible, d'une saveur âcre et nauséeuse. La partie extérieure ou corticale est la plus active. Elle est difficile à pulvériser. M. le docteur Smedley en a retiré un principe cristallisable.

A petite dose, elle est employée comme anti-septique et un astringent léger ; à haute dose, elle constitue un émétique et un cathartique violent.

Écorce de la racine du Ptelea trifoliata L. (*Rutacée*). Le ptelea trifoliata est un arbre de l'Amérique septentrionale qu'on cultive en pleine terre dans les jardins de nos pays sous le nom d'orme à trois feuilles. Son fruit est aromatique et amer, et peut remplacer le houblon dans la fabrication de la bière.

L'écorce est en fragments courts, légers, d'une couleur jaunâtre prononcée, recouverts encore de leur épiderme qui est d'un gris jaunâtre. Elle a une odeur aromatique et une saveur d'abord douceâtre et ensuite amère.

Elle est employée comme anthelmintique.

Racine du Symplocarpus fœtidus de Nutt. (*Aroïdée*). La plante fraîche a, comme son nom l'indique, une odeur repoussante. La racine se compose d'une souche de la grosseur à peu près d'un œuf de poule, rugueuse à l'extérieur et d'un brun sombre; à l'intérieur, elle est d'un blanc jaunâtre amylacé, et porte les traces de l'insertion des radicules. Celles-ci sont en grand nombre, grosses comme une plume à écrire, aplaties, striées, blanches à l'intérieur et d'un gris jaunâtre à l'extérieur; elles n'ont pas d'odeur sensible, et leur saveur, d'abord douce, est ensuite âcre. La poudre de cette racine est employée comme antispasmodique; c'est, à ce qu'il paraît, un excellent remède contre l'asthme, le catarrhe et la toux chronique. On s'en sert aussi avec succès pour combattre les attaques d'hystérie, l'hydropisie, les rhumatismes, et même l'épilepsie. A haute dose, elle produit des nausées, des vomissements, et même des vertiges.

Cette racine perd vite ses propriétés, et elle doit être renouvelée tous les ans.

Racine du Liatris spicata de Willd. (*Composée*). La plante passe pour guérir les morsures des crotales; on l'applique sur la blessure, et on la fait prendre en décoction dans du lait.

La racine est en morceaux arrondis, à peu près de la grosseur d'une noix, souvent encore garnis des débris des feuilles, d'une couleur grise à l'extérieur et jaunâtre à l'intérieur; elle a une odeur qui se rapproche de celle de la térébenthine et une saveur chaude et amère.

Elle est employée comme diurétique et antisyphilitique.

Ecorce du Xanthoxylum fraxineum de Willd. (*Rutacée*). L'arbre est connu des Américains sous le nom de

frêne piquant. Les feuilles ont une odeur aromatique qui se rapproche de celle du citron. L'écorce est en fragments longs de
2 à 4 centimètres et larges de 1 centimètre environ, minces, légers, cassants, d'une couleur jaunâtre, et recouverts d'un épiderme gris jaunâtre; sa saveur légèrement aromatique, est
ensuite amère et très-âcre.

D'après M. le docteur Staples, elle contient, outre la matière
fibreuse, une huile volatile, une huile fixe verdâtre, de la résine, de la gomme, un principe colorant, et un principe cristallisable, le *Xanthoxylin,* dont les propriétés sont encore incon-
nues.

La décoction de cette racine dans l'eau est très-recommandée
comme sudorifique et dépurative. Cette racine passe même pour
être plus active que le gaïac. On s'en sert aussi comme stimulant
local produisant un effet puissant lorsqu'on l'applique sur des
surfaces sécrétantes ou sur des parties ulcérées.

M. W. Procter nous a également remis les fruits du Xanthoxylum fraxineum. Ils sont gros comme des grains de chè-
nevis, et se composent d'une capsule mince et sèche, et d'une
graine sèche et luisante. Leur emploi médical n'est pas in-
diqué. Tels que nous les possédons, ils ont une odeur d'huile
rance et une saveur aromatique, piquante et amère.

Racine de l'*Helonias dioica* de Pursh. (*Colchicacée*).
Cette racine est en morceaux longs de 3 centimètres environ,
et de la grosseur du petit doigt. Elle est très-dure, grise à l'extérieur, d'un gris rougeâtre à l'intérieur, et marquée de nombreuses impressions circulaires, sans odeur sensible, et d'une
saveur très-amère.

Cette racine est employée en infusion comme anthelmintique. La teinture est un amère tonique très-estimé.

Écorce du *Betula lenta* de Duroi (*Bétulacée*). Cette
écorce appelée vulgairement *Écorce de bouleau doux,* est en
morceaux assez volumineux, privés de leur épiderme, d'une

couleur rougeâtre à l'extérieur, et d'un blanc jaunâtre à l'intétérieur. Leur épaisseur est de 5 à 6 millimètres environ.

L'odeur que présente cette écorce est faible, mais lorsqu'on la mâche, il se développe une saveur douce accompagnée d'une odeur très-agréable et qui rappelle tout à fait celle de la gaulthérie couchée (*Gaultheria procumbens*). Cette odeur se développe surtout par l'infusion, laquelle est très-agréable à boire, et est employée comme légèrement stimulante et diaphorétique. Elle renferme du salycylate de méthyle, c'est-à-dire l'essence qu'on retire du gaultheria procumbens.

Racine de l'Hydrangea arborescens (*Saxifragée*). Cette racine est en rondelles minces, inégales, mêlées de bûches et de racines séparées. Sa couleur varie du jaune pâle au jaune brun. Elle est légèrement rugueuse à l'extérieur, et formée, à l'intérieur, par un méditullium considérable, blanc, brillant, lequel est entouré d'un bois blanc jaunâtre et d'une partie corticale facile à détacher. Elle a une odeur aromatique particulière, et une saveur chaude et piquante. L'écorce offre ces caractères d'une manière plus évidente.

La racine de l'hydrangea arborescens a été analysée par M. Joseph Laidley, de Richmond; il n'y a trouvé aucune substance particulière; elle renferme beaucoup de mucilage.

Cette racine est employée avec avantage contre les affections de la vessie, et surtout contre la gravelle et les calculs urinaux.

Racine du Jeffersonnia diphylla de A. Gray. (*Berbéridée*). Elle se compose du rhizôme auquel adhèrent les fibrilles ou racines. Celles-ci sont nombreuses, ramifiées, entre-mêlées, et de la grosseur d'une aiguille à tricoter. On y distingue un méditullium jaunâtre et une écorce brune. Le méditullium est presque sans goût; l'écorce a une saveur âcre, nauséeuse, amère et brûlante à la gorge. La cassure est compacte. Le rhizôme est en morceaux longs de quelques centimètres, très-irréguliers, munis de débris des portions aériennes. La surface est rugueuse, de la grosseur d'une plume à écrire à celle du petit doigt, d'un jaune brun ou gris brun. Une coupe transversale fait voir trois couches distinctes : à l'intérieur une couleur jaune ou jaune brun; autour une zone jaune blanchâtre, et enfin le périderme qui est d'un brun sombre. Leur cassure est compacte et résineuse.

Cette racine est très-vantée comme antirhumatismale. Elle est regardée comme stimulante, diaphorétique, diurétique, et comme un très-bon succédané du Polygala.

Racine du Corydalis formosa de Pursh. (*Fumariacée*). Cette racine ou plutôt ce rhizôme est sous la forme de tubercules arrondis dont la grosseur varie de celle du grain de blé à celle du maïs. La surface est lisse, déprimée à la naissance des feuilles et des tiges dont les débris restent souvent. L'intérieur est jaune blanchâtre ou brunâtre; l'intérieur, est amylacé ou corné suivant l'âge et l'époque de la récolte, le mode de dessiccation et le temps de conservation. Leur odeur est presque nulle; leur saveur est amère, puis chaude. Elle est employée avec succès dans les affections syphilitiques, scrofuleuses et cutanées.

Racine du Cypripidium pubescens de Willd. ou valériane américaine. (*Orchidée*). Cette racine est garnie d'un grand nombre de radicules, longues, cylindriques, d'un gris jaunâtre ou noirâtre, et de la grosseur d'une aiguille à tricoter. Elle possède une odeur aromatique, et une saveur âcre et amère. Elle est employée comme succédanée de notre valériane, et par conséquent, est conseillée comme anti-spasmodique, sédative, anti-hystérique. On s'en sert surtout sous la forme de poudre et d'extrait.

Racine du Gelseminum sempervirens J. (*Logoniacée*). Cette racine est en morceaux longs de 12 à 18 centimètres, et d'un diamètre de 5 à 15 millimètres. L'épiderme qui la recouvre est d'un gris jaunâtre et ridé dans le sens de la longueur. Lorsqu'on brise cette racine, elle présente à l'extérieur une partie corticale mince d'un gris jaunâtre, et à l'intérieur, un méditullium considérable de couleur jaunâtre. Cette racine a une odeur faible et une saveur très-âcre; elle est employée comme narcotico-âcre. La teinture sert en friction pour combattre les douleurs rhumatismales.

Racine de l'Irillium pendulum, (*Asparaginée*). La plante est vénéneuse et ses baies renferment un suc rouge qui devient bleu avec l'alun. La racine est en fragments arrondis, à surface rugueuse, encore garnie de quelques radicules fines et déliées, d'un gris noirâtre à l'extérieur et blanchâtre à l'intérieur. Sa longueur est de 2 à 3 centimètres, et sa largeur de 1 à 2 centimètres; son tissu est compacte ; son odeur faible et sa saveur très-âcre.

Cette racine est un puissant émétique.

Tels sont, messieurs, les différents objets de matière médicale offerts à la société par M. Williams Procter. Plusieurs, comme vous avez pu en juger par le rapport que vous venez d'entendre, présentent un grand intérêt. Nous venons, en conséquence, vous demander d'adresser une lettre de remerciements à notre distingué confrère, et de voter le dépôt de toutes ces substances dans les collections de l'École de pharmacie.

Paris. — Imprimerie de Cusset et Cᵉ, 26, rue Racine, 26.